Réglisse, l'ânon harcelé !

Conte éducatif

Patrick Louis RICHARD

Table des matières

Réglisse, l'ânon pas comme les autres !

Réglisse est né il y a trois printemps, un matin d'hiver réchauffé par un temps radieux. Curieux de la vie et plutôt bizarre par son comportement, il s'est échappé à plusieurs reprises de son enclos, au nez et à la barbichette des autres animaux de la ferme, étonnés sans vouloir en savoir plus pour autant.

Son pelage comporte des petites taches noires, à peine visibles et clairsemées, d'où son surnom.

L'ânon se fait tout petit pour échapper aux moqueries, seul sans sa famille partie s'installer à des kilomètres de là. Trouver sa place parmi les vaches et les cochons n'est pas simple pour lui qui est si différent.

Réglisse est pressé d'aller à l'école pour étancher sa soif d'apprendre, de comprendre et d'expérimenter. Son année de maternelle est récréative ; enrichie cependant de choses sérieuses comme la lecture, l'écriture et le calcul, même si ce dernier se limite à compter des bûchettes de toutes les couleurs.

Dans la classe, il y a les élèves sages, attentifs et les élèves dissipés, paresseux, dont Brutus, le dindonneau, entouré de sa troupe, aussi agitée que lui. Ne dit-on pas : « *Qui se ressemble s'assemble* » ?

Pénible pour Réglisse, l'ânon, d'avoir à les supporter jusqu'à ce qu'il rejoigne ses parents et sa sœur, pour emprunter le chemin du collège. Quel mépris d'associer le nom de cet animal, bien loin de ce dont on l'affuble, au bonnet porté par les mauvais élèves !

Alors que ses compagnons de la ferme commencent à peine à énoncer les chiffres, Réglisse sait déjà cinq tables de multiplication, sur le bout des sabots. Ce qui énerve Brutus et stupéfait Harold, le lapin, intelligent et intuitif.

Olga, l'institutrice, les accompagnera durant leur passage à l'école primaire. L'autruche est un mélange subtil de patience, d'écoute et de fermeté. Inconcevable pour elle de se laisser marcher sur les pattes ; la maîtresse, c'est elle. *« En cours, on n'est pas là pour s'amuser, les récréations sont faites pour cela ! »*, rabâche-t-elle régulièrement.

La classe de maternelle est distincte des autres. En revanche, dès l'année suivante, tous seront regroupés, quel que soit leur âge ; charge à Olga de leur dispenser les programmes correspondants.

Passer du temps à l'intérieur n'est pas ce dont Réglisse raffole. Au bout d'un moment, il est plus réceptif aux bruits qui s'éparpillent dans la classe qu'au savoir qu'Olga transmet, de toute sa pédagogie. Ce qu'il perd par manque de concentration, il le rattrapera lors des devoirs du soir qu'il apprécie particulièrement ; ceux-ci se déroulant en plein air.

Coutumier de la pratique de la poudre d'escampette, Réglisse ne perd pas une occasion d'aller explorer le côté biscornu des environs, en veillant toutefois à ne pas attirer l'attention des fermiers.

Doué, vif, créatif et habile, Réglisse, l'ânon pas comme les autres, trace sa route, de toute son originalité, sans imaginer que cela puisse lui faire du tort, un jour.

Dès l'école primaire, une sélection s'opère. Les bons élèves, qui sont pris pour exemple, par les instituteurs, afin d'inciter les moins bons à faire plus d'efforts, ne manquent pas d'être la cible des cancres, des paresseux. Réglisse n'y échappera pas, Brutus va s'en charger !

Chaque fin de semaine, l'ânon a quartier libre pour passer un moment, en compagnie de sa famille. C'est l'occasion pour lui de retrouver sa sœur, Sonia, d'une année son ainée. Très complices, ils s'apprécient beaucoup malgré leurs caractères différents. Sonia est calme, réfléchie, terre-à-terre et plutôt casanière.

Les récréations ne sont guère la tasse de thé Sonia qui a horreur du bruit et des jeux collectifs. Du côté de son frère, c'est aussi le cas, pour les mêmes raisons, mais pas uniquement.

Lorsque Réglisse et Sonia sont ensemble, le seul fait de savoir que l'ânon n'en profitera pas pour fuguer rassure leurs parents.

Durant le peu de jours où la surveillance était moins stricte, Réglisse en a profité pour faire la « *maternelle buissonnière* », partant à la découverte des ruches de la ferme voisine.

Mal lui en a pris, il est revenu avec le museau enflé par des piqûres et les sabots couverts de miel ; suivi à la trace tout le long du parcours, par des butineuses.

Première mésaventure de jeunesse ! Il serait injuste cependant d'en vouloir aux abeilles. Réglisse veillera dorénavant à ne pas fourrer son museau, en particulier là où des dangers se cachent derrière des odeurs ainsi que des saveurs, agréables.

Les vacances d'été approchent à grands pas. L'année de la maternelle s'est bien déroulée ; Brutus n'ayant pas encore mis à exécution ce qui va s'avérer être bien plus douloureux que de simples brimades.

Réglisse et Sonia ont rejoint la colonie où les animaux de la ferme se mêlent à ceux du zoo, situé près d'un village retiré dans la montagne. Ils y font la connaissance d'Hector, le girafon ; de Princesse, la gazelle ; d'Hercule, le bébé rhinocéros.

Les animaux du zoo ne vont pas à l'école. Les choses de la vie, ils les apprennent dans des espaces réservés, au contact du personnel qui prend soin d'eux au quotidien. Ce qui n'est pas le cas avec les visiteurs qui les confondent, certaines fois, avec des bêtes de foire.

Réglisse se lie d'amitié avec Hector. Sonia, quant à elle, se sent plus proche de Princesse qui revient de loin. La gazelle, confiante en sa présence, lui raconte un court, mais néanmoins important, passage de son histoire :

- Je suis née au zoo. Ma mère est morte peu de temps après. Mon père a été transféré dans un parc, à des dizaines de kilomètres.

- Mon enclos jouxtait celui où les fauves se trouvaient, comme si avoir leurs proies à portée de vue, à l'image de leur vie en liberté, pouvait leur faire oublier ou presque leur captivité. Seulement, voilà, un jour, un lion a forcé la double rangée de grillage et a failli me dévorer. Ce sont mes amies les cigognes qui m'ont sauvée, en parvenant à l'éloigner.

Sonia, très émue, entoure Princesse de toute son affection.

Réglisse et Hector se découvrent des points communs. Ils se paient de sacrées parties de rigolade, au point d'éveiller la curiosité de Sonia et de Princesse.

À l'inverse de la gazelle, le girafon est au zoo avec les siens, d'où son comportement extraverti et joyeux. Princesse est plutôt discrète, sauvage même. Elle a osé néanmoins se confier pour la première fois.

Hercule, le bébé rhinocéros, est le chouchou des trois. Dur de ne pas l'être avec sa bouille aux allures d'enfant battu, contrastant avec sa corpulence déjà robuste.

L'heure de la fin des vacances est arrivée. C'est le moment, pour chacun, de retourner à la ferme et au zoo. La tristesse s'empare de Réglisse, d'Hector, de Sonia, de Princesse, et d'Hercule, dans une moindre mesure, car il est encore trop petit pour ressentir les émotions provoquées par une telle situation. Mais tous se remontent le moral, en se promettant de se retrouver l'année prochaine.

La rentrée au cours préparatoire, pour l'ânon, et au cours élémentaire deuxième année, pour sa sœur, est dans moins d'une semaine.

Sonia et Réglisse auraient tant apprécié être dans la même classe, avec différents niveaux. Mais pour cela, il aurait fallu que leurs parents acceptent de revenir à la ferme où leurs enfants sont nés. Tant pis, ce sera pour plus tard, dans un sens ou dans un autre.

C'est le grand jour. Les vacances en colonie ont rejoint la case des souvenirs, suffisamment présents cependant pour répondre aux questions d'Olga et ainsi satisfaire la curiosité de l'autruche institutrice. Réglisse, l'ânon, est au premier rang, de même qu'Harold, le lapin.

Le choix des places étant libre, les bons élèves se sont mis devant et les moins bons ou les mauvais, dont Brutus, le dindonneau, ont préféré s'installer au fond, près des radiateurs ou des fenêtres. Loin d'eux l'envie d'y faire des bêtises. Ils savent combien Olga sait se faire respecter, ne se laisse ni intimider ni manipuler. Se retrouver au coin, avec elle, n'est clairement pas une partie de plaisir.

Vient le moment de l'énoncé de la liste des fournitures et des livres. Que vont-ils devoir ranger, chaque jour, dans leurs cartables ? Brutus s'en moque comme de son premier duvet. Le sien, il le fera porter, à tour de rôle, par ses copains. Les mauvais élèves ont tendance à s'attirer de la sympathie bien plus que les bons ; à croire que l'indiscipline a plus de succès que la discipline.

La sonnerie annonce la récréation. Inutile de se creuser les méninges pour savoir qui est sorti dans la cour le premier. Brutus est déjà au pied d'un châtaignier à attendre sa tribu.

Lâche, envieux et pervers, il a pour cible ceux qu'il prend pour des faibles ainsi que les élèves studieux, à l'école pour apprendre et pas pour faire du chahut ou la traque aux boucs émissaires, aux futurs *« souffre douleurs »*.

Attitude qui se retrouve dans le monde des adultes, cruel avec ceux, fidèles à eux-mêmes et à leurs convictions, qui ne pensent pas, qui ne décident pas, qui ne font pas comme les autres.

Réglisse ne se doute de rien, mais Brutus l'a déjà dans son viseur. Harold est loin non plus d'imaginer ce qui se prépare, pour son petit camarade.

L'ânon s'isole. À l'image de Sonia, il a horreur du bruit et des jeux collectifs. Il préfère échanger, en tête-à-tête, avec le lapin, mais également avec la petite biquette, surnommée Oriane, qui a elle aussi montré de réelles aptitudes.

Les sujets de conversation, dans la cour de récréation, n'ont rien à voir avec ce qui est abordé en classe. Pour les plus calmes qui n'ont pas besoin de dépenser leur énergie en courant partout, la pause est consacrée à faire connaissance. Ainsi, ils partagent à propos de leurs familles ; de leurs passe-temps favoris ; de ce qu'ils aimeraient faire plus tard, etc.

La sonnerie du rappel retentit. Le petit monde est invité à retourner dans la salle de classe, aménagée dans un hangar immense, protégé du vent et de la pluie, avec des rangées en bois pour poser les livres et les fournitures. Ici pas d'ordinateurs ou de tablettes, l'enseignement dispensé est traditionnel. Ce qui convient tout à fait aux parents ainsi qu'aux élèves. Les outils plus modernes sont à la ferme, sous le contrôle des grands.

Olga a écrit un texte à la craie blanche, avec des pleins et des déliés, bien visibles pour que chaque élève puisse le lire de là où il se trouve. Brutus est désigné pour le faire à haute voix. Partisan du moindre effort, le dindonneau refuse d'un ton sec, prétextant qu'il le distingue mal. N'en croyant pas un mot, Olga lui demande de se rapprocher, en lui signifiant, avec le doigt pointé, que soit c'est le tableau, soit c'est le coin. Brutus s'exécute en marmonnant, sûr qu'elle l'a déjà repéré et qu'elle ne l'apprécie guère, sans qu'il ne sache vraiment pourquoi ; leurs devoirs n'ayant pas encore été corrigés et notés.

C'est au tour de Réglisse. L'ânon se livre à l'exercice, avec beaucoup d'application et de facilité. Félicité et cité en exemple, ceci a le don d'exaspérer le dindonneau, fier comme un paon. Le leader ici, c'est lui, le seul en mesure de l'être à ses yeux !

En fait, Brutus est persuadé que le meilleur moyen d'imposer sa loi, sans prendre le risque de collectionner les punitions, au pire d'être exclu, est de gagner la confiance de la maîtresse. Avec ruse, il le fera à défaut de vouloir et de pouvoir s'investir, en vue d'obtenir de bonnes notes. Loin d'être bête, passer pour un cancre ou pour un paresseux est idéal pour faire diversion, masquant ainsi sa jalousie et sa cruauté.

Alors que les choses se présentent plutôt bien, en cette année de cours préparatoire, Réglisse, l'élève appliqué, va-t-il devenir le souffre-douleur du dindonneau ?

La suite le dira. À l'école, les enfants ne sont malheureusement pas à l'abri du danger.

Brutus, le dindonneau au double visage !

Brutus, malin comme un singe, a gagné la confiance d'Olga, l'institutrice, pourtant pas facile à influencer. Le dindonneau a réussi à lui faire croire qu'il avait de sérieuses difficultés à être attentif en classe et à le rester, d'où ses mauvaises notes, faute de pouvoir bien apprendre et comprendre. Ainsi, malgré sa paresse, son côté autoritaire et jaloux, il échappe aux punitions, aux mots à l'intention de ses parents dans son carnet de correspondance, contrairement à d'autres élèves.

C'est en dehors de la classe et à l'abri des regards que Brutus dévoile son vrai visage et toute l'étendue de sa lâcheté ainsi que de sa cruauté. Tel un prédateur, il repère sa proie parmi les élèves pour lui faire subir ensuite les pires sévices, sans être dénoncé par peur de représailles. En cette année de cours préparatoire, c'est Réglisse qui va en faire les frais.

Qu'est-ce qui pousse le dindonneau à agir ainsi ?

Son père et sa mère lui procurent beaucoup d'amour, mais font aussi preuve de fermeté envers lui, ne cédant à aucun de ses caprices. Il leur faut beaucoup de patience et de pédagogie pour éviter qu'il se renferme sur lui-même, qu'il ait des envies de fuguer.

Les parents se doivent de veiller à la façon dont leurs enfants gèrent les réactions à leurs émotions, et ce, dès leur plus jeune âge, en même temps qu'ils leur apprennent les valeurs, dont le respect des personnes et des biens. Cependant, tous ne le font pas, poussant de ce fait les enseignants à éduquer à leur place, alors que leur mission, première, est d'instruire. Certains parents, de mauvaise foi, vont jusqu'à leur reprocher de ne pas remplir le rôle qu'eux auraient dû tenir.

C'est donc ailleurs que dans son milieu familial qu'il faut chercher les raisons.

Une chose est certaine, Brutus a la cruauté, mais aussi la perversité, en lui. Il a besoin de s'affirmer comme le maître des lieux afin de s'attirer la sympathie de futurs complices, retardant ainsi au maximum le moment où il finira par être pris en flagrant délit de maltraitance.

Durant la période précédant son entrée à l'école, il s'est déjà trouvé plusieurs « *souffre-douleur* ». Ainsi, il a été irrespectueux et violent avec Cannelle, une adorable brebis, mais aussi avec Achille, un veau au destin tout tracé.

Mais ni Cannelle ni Achille n'ont osé parler. Les parents du dindonneau sont très connus et entourés de nombreuses personnalités. Ainsi, ils auraient pu exiger des fermiers de se séparer d'eux. Et pour Achille, cela aurait signifié aller immédiatement à l'abattoir.

À l'abri des accusations et par conséquent des punitions, Brutus s'est senti libre d'agir au gré de sa malveillance maladive. Parce que se comporter, comme il l'a fait et le fera de nouveau, relève bien plus d'un trouble mental à approfondir que de simples pulsions passagères.

Tout comportement « *maltraitant* » qui se répète doit alarmer et être dénoncé, le plus possible avec des preuves *(bleus, blessures, brûlures, paroles prononcées, chantage effectué, objets ou argent, racketés...).* Dominer ses peurs est indispensable, s'agissant d'actes visant à intimider, à menacer, d'actes de harcèlement.

Les bourreaux exploitent les réactions aux émotions de leurs victimes et ce qu'ils prennent chez elles pour des faiblesses, alors qu'ils se gardent bien de montrer les leurs.

Durant son année de maternelle, Brutus s'est étrangement tenu à carreau, même s'il n'a pas cessé de harceler, selon ses humeurs, Achille et Cannelle.

Au cours préparatoire à présent, il va user de lâcheté, de ruse et cruauté, pour parvenir à ses fins.

Il s'est bien rendu compte que Réglisse était seul à la ferme, que ses parents et sa sœur, Sonia, ne venaient pas le voir. En revanche, le fait qu'Harold, le lapin, était bien plus qu'un camarade pour l'ânon, lui a échappé.

Les récréations et les recoins, à l'abri des regards, seront les lieux d'expression de la cruauté de Brutus.

Pourquoi a-t-il décidé de s'en prendre à Réglisse, en particulier ?

Le pire est qu'il ne le sait pas lui-même.

Le dindonneau, au double visage, ne peut supporter que les bons élèves, comme l'ânon, soient sous les feux des projecteurs, qu'ils deviennent les chouchous de la maîtresse, qu'on les prenne toujours en exemple. Tout paresseux qu'il est, sans avoir la moindre envie d'abandonner ce statut, il tient à être dans les petits papiers d'Olga, plus par hypocrisie ainsi que par vice qu'autre chose.

En fait, Brutus cherche à avoir une solution de repli, au cas où ses actes malveillants seraient, portés au grand jour, dénoncés. C'est son avocate, en quelque sorte, qu'il voudrait que la maîtresse soit, pas son accusatrice et encore moins celle qui fera que ses parents le retireront de l'école pour le conduire dans un internat.

Dans la cruauté entre les enfants, il y a plusieurs degrés. Le dindonneau ne passe pas par quatre chemins, il monte d'entrée très haut à l'échelle du mal.

Ainsi, Brutus fait subir les pires sévices à Réglisse qui est une crème d'élève et d'animal. Le recoin devient le théâtre de l'expression de sa cruauté.

Il arrose l'ânon, abondamment et régulièrement, surtout quand il fait très froid. Rendre malade et faire manquer l'école à un bon élève sont une façon, bien à lui, de se venger et de nourrir sa jalousie.

Il lui ordonne, en le menaçant de sévices encore plus pervers, de voler les fermiers qui disposent, dans leur grange, d'un véritable trésor de nourriture, notamment des graines pour volailles, de la meilleure qualité. Avec son butin, il achètera le silence de ses compagnons de la basse-cour.

Il brûle ses poils, dans son délire de vouloir ajouter d'autres tâches noires à celles qu'il a naturellement. Et ceci, il le fait avec férocité, couvrant Réglisse de blessures douloureuses qui peinent à se cicatriser. Chacune d'entre elles procure au dindonneau de la jouissance et de l'excitation.

Brutus s'en prend aussi à ses fournitures et à ses livres scolaires. Par exemple, quand l'ânon a un devoir à faire, il retire de son cartable son cahier de textes et le manuel ou les manuels, dont il a besoin.

Ce qui est hallucinant est que cette méchanceté est purement gratuite.

Le dindonneau, est-il conscient de la gravité de ses agissements ?

A-t-il une idée de ce qu'il risque, en se comportant de la sorte ?

Joue-t-il avec le feu, par vice ou par folie ?

Chaque récréation est redoutée par Réglisse qui se replie de plus en plus sur lui-même. Une immense tristesse, mêlée d'angoisses, le gagne. Et cette tristesse n'a rien à voir avec celle qu'il a ressentie lors du départ de la colonie de vacances. Elle ressemble à un cri étouffé de désespoir.

L'année de cours préparatoire a à peine débuté et déjà, il compte les jours pour qu'elle s'achève ; lui qui, pourtant, apprécie tant l'école.

Brutus, par son attitude, est en train de changer l'ânon en lui inoculant le poison de la peur. Ce poison qui ne partira pas, tant qu'il n'aura pas été chercher au plus profond de lui-même cet « atome » d'une puissance remarquable qui lui donnera le courage de dénoncer son bourreau.

Harold, le lapin, voit bien les marques noires ensanglantées sur son pelage. Il s'inquiète de la santé, psychologique et physique, de son camarade qui se dégrade à vue d'œil. Mais il ne veut pas remuer le couteau dans la plaie. L'ânon saura lui parler le moment venu.

Cependant, en choisissant d'attendre, par bienveillance certes, Harold, ne se rend-il pas complice de la maltraitance de celui qui est bien plus qu'un ami dans son cœur, mais un frère ?

Quoi qu'il en soit, n'est-ce pas à Réglisse de prendre son courage à deux sabots et de mettre au courant, au plus vite, Olga ?

Ceci caractérise précisément le harcèlement scolaire qui enferme dans le silence les victimes et leurs témoins, laissant libres de leurs actes, les bourreaux.

Aucun doute à avoir là-dessus, Brutus se comporte bien en bourreau, en renouvelant ses sévices, lors de chaque récréation, avec un manque d'empathie, plus proche de la perversité que d'autre chose.

Réglisse n'est pas du genre à faire le moindre mal à quiconque. Au contraire, sa bienveillance et son intelligence sont appréciées de la plupart des élèves. Il n'a que des camarades, en dehors de Brutus ainsi que de sa cour de *« voyous »*.

Pourtant, l'ânon ne dit mot à personne de ce qu'il subit. Le dindonneau l'a menacé du pire, s'il avait le malheur de le dénoncer. Il est son joujou souffre-douleur, un point c'est tout !

Comme déjà dit, Brutus est très malin, il ne s'en prend jamais à Réglisse devant les autres. Par exemple, il se garde bien de l'humilier en public. Tout se passe dans l'ombre avec lui. Il a envie de faire durer son plaisir et de ne pas se limiter au harcèlement habituel, consistant à se moquer principalement des aspects physiques et en rapport avec le comportement.

Les harceleurs font tout pour ne pas être démasqués. Ils laissent cependant des preuves de leurs agissements, mais pas leurs cartes de visite bien sûr, échappant de la sorte à toute sanction. Les harcelés, quant à eux, dès lors qu'ils sont conscients de l'être, conservent ces preuves précieuses, en espérant pouvoir, un jour, dominer leurs peurs et dénoncer leurs bourreaux.

Les bourreaux sont, soit craints, soit honteusement ignorés, par la Société ; ce qui freine les victimes dans leurs dénonciations. Quel intérêt pour celles-ci de s'exposer à des représailles, si aucune sanction, à la hauteur des dommages occasionnés sur elles, n'est prise ou presque ?

Par ailleurs, le fait d'être un enfant, harceleur ou harcelé, n'appelle pas plus de réserves, même si la façon d'approcher le problème peut être différente, comparativement aux adultes.

Réglisse a, si on peut dire, la chance de ne pas être une femelle. Sinon, se seraient ajoutées à ses souffrances des brimades sexistes, de la drague d'une infinie lourdeur et d'autres goujateries.

Naviguant entre deux eaux aux effets contraires, celle de son calvaire, en récréation, et celle de son statut de bon élève, en classe, l'ânon ne craque pas. Sa résilience y est pour beaucoup, mais cela ne le sert pas vraiment. Face au harcèlement, la priorité est d'agir en vue d'y mettre fin. Point de fierté et encore moins d'héroïsme à avoir !

Brutus est un petit monstre qui se nourrit de la douleur de ceux qu'il persécute. Aujourd'hui, c'est Réglisse, demain, ce sera le tour d'une nouvelle proie. Le pire, dans tout cela, est qu'il est entouré de complices qui le voient, en particulier, épier les moindres gestes de l'ânon, tout en restant continuellement aveugles, sourds et muets.

C'est un déclic salvateur que l'ânon va devoir avoir. Chaque jour qui passe, Brutus regorge d'imagination pour trouver de nouveaux sévices, toujours plus douloureux. De pitié, il n'en a point ou refuse d'en avoir. Un chef de bande ne fait pas dans les sentiments. Il agit comme son narcissisme, son autoritarisme, sa perversité et sa cruauté, lui commandent d'agir.

Malgré les atrocités qu'il subit, le temps, joue-t-il néanmoins en faveur de Réglisse ?

Cette question pourrait être apparaître comme déplacée, au regard de la liste des maltraitances qui se transforme en liste à la Prévert. Heureusement que l'Internet n'est pas encore accessible à l'école, sinon Brutus en aurait plus qu'abusé, pour donner plus de matière à son imagination infâme. Et pourtant !

Les petites vacances pointent leur nez. Réglisse va pouvoir enfin souffler. Cependant, il n'aura plus aucune trace visible sur son pelage, Brutus ayant évité de le martyriser les deux semaines précédant la pause scolaire.

Olga, l'institutrice, s'est-elle aperçue de quelque chose ? Si oui, pourquoi ne lui en a-t-elle pas parlé ?

L'ânon revoit sa sœur Sonia, une occasion pour lui de se confier à elle, mais il ne le fait pas. Il reste silencieux de ses souffrances physiques, mais aussi de ses angoisses qui vont en grandissant et qui portent sérieusement atteinte à sa santé psychologique.

Brutus se retrouve avec ses parents la plupart du temps. En leur présence, il est d'une sagesse exemplaire d'hypocrisie. Incroyable cette faculté qu'il a de dissimuler sa perversité et sa cruauté, même si elles n'en sont qu'à leurs bafouillages.

Que fera-t-il à l'âge adulte, s'il n'est pas mis face à ses responsabilités, si son comportement ne pose problème qu'à ses victimes, avec la complicité des autres ?

Les petites vacances sont terminées. Les récréations recommencent et Brutus aussi.

Quand s'arrêtera-t-il ? Il est malade et il ne se soigne pas. Au contraire, il trouve son salut dans ses troubles mentaux.

Après l'arrosage par temps froid ; les brûlures sur le pelage ; le jeu idiot avec les livres et les fournitures ; l'incitation au vol ; le racket, quels seront les prochains mauvais traitements, infligés par Brutus ?

Sa façon de faire ne change pas !

Le petit tyran de dindonneau agit toujours sans témoins, dans ses lieux de prédilection, les recoins de la cour de récréation. Cette fois, il va couvrir Réglisse de crottes ; celles qu'il a ramassées à la ferme près de la fosse à purin, avant de se rendre à l'école. Ensuite, il va l'affubler de toutes les moqueries, du genre « *Tu devrais te laver un peu plus, tu pues le bouc !* »

Le malheureux Réglisse ne se présente pas en classe, lorsque la sonnerie de rappel retentit. Olga le punit pour indiscipline, sans s'inquiéter outre mesure que ce fait est peu coutumier chez lui. Il devra copier deux cents fois un texte de dix lignes.

Brutus se frotte les ailes et les plumes. Il se réjouit que l'ânon, bon élève, cité en exemple, subisse la même punition que les élèves paresseux et agités. Mais sa joie va être de courte durée. Ses parents le sermonnent, comme jamais ils ne l'ont fait. Nullement question de le laisser à l'école de la ferme, c'est à l'internat qu'il ira, s'il s'entête à être partisan du moindre effort et à collectionner les zéros !

Voici que la peur s'empare du dindonneau. L'internat est un endroit horrible, pire que ces hangars où les poules sont élevées en batteries et ne voient quasiment jamais le jour.

Ouf, Réglisse peut donner du répit à ses angoisses. Brutus le laisse tranquille, trop occupé qu'il est à réviser ses leçons pendant les récréations. Si l'ânon avait eu le moindre esprit vengeur, il lui aurait rendu la pareille, en confisquant ses livres. Après tout, cela n'aurait été que justice.

Mais se faire justice soi-même n'est pas le meilleur moyen de se libérer définitivement de son bourreau.

Les résultats scolaires de Brutus sont en progression. Son père et sa mère renoncent à mettre en application leur menace. Olga est étonnée de ce changement radical. Cependant, elle comprend vite que les parents du petit malin y sont pour beaucoup et c'est tant mieux.

Ceci pour le plus grand malheur de Réglisse, car le dindonneau harceleur n'en a pas fini de le faire souffrir. Maintenant, qu'il a prouvé et s'est prouvé qu'il était capable de faire mieux, il se moque de redevenir le mauvais élève qu'il était. Il inventera bien un prétexte comme il l'a fait pour être dans les petits papiers d'Olga, si ses géniteurs lui en font la remontrance et renouvellent leur menace.

Brutus veut absolument se procurer ce qu'il y a de plus élaboré en matière de tablette informatique. Elle n'est certes pas acceptée en classe, mais il ne se privera pas de dire à ses parents que c'est la récompense de ses efforts.

Ainsi, il met la pression sur Réglisse pour voler l'argent que les fermiers cachent dans leur lessiveuse. L'ânon n'a guère le choix, ou il obtempère, ou il dénonce Brutus !

Le voici devenu un voleur, lui, l'excellent élève, exempt de tout reproche !

L'influence du dindonneau, sur lui, prend une ampleur de plus en plus inquiétante. Il est comme possédé par le petit monstre. Du rôle de victime, il passe au rôle de complice par obligation. C'est la pire des situations pour quelqu'un qui subit un harcèlement, des sévices, car il perd de ce fait toute crédibilité, se retirant la possibilité de se retourner un jour contre son bourreau.

Heureusement qu'il ne se plaint pas, parce qu'il a une réelle responsabilité dans ce qui lui arrive. S'il y a des bourreaux, c'est bien parce qu'il y a aussi des victimes, même si cette expression peut être vue comme un raccourci un peu facile.

Et par son silence, Réglisse ne devient-il pas son propre bourreau ?

Non seulement, il prend le risque d'être puni, mais il le fait prendre aussi à son institutrice, à ses parents et à sa sœur, si Brutus est démasqué. Le « *harceleur* », ne finit-il pas par faire la faute de trop ?

Le dindonneau se procure sa tablette, sans la moindre gratitude envers Réglisse. Un chef, selon ses principes, ne remercie pas ceux qui sont ses subordonnés. Réglisse a pensé que cela calmerait Brutus, mais c'était mésestimer sa capacité à faire du mal, pour le plaisir de faire du mal.

Brutus sait que l'ânon a les sabots très fragiles. Il rapporte des brindilles, les répand sur le sol du recoin, y met le feu, avec précaution, et oblige Réglisse à marcher sur les braises, tel un fakir. La suite est un long chemin d'atroces souffrances.

C'est en voyant son ami boitiller qu'Harold se décide à essayer d'en savoir plus. Il se passe assurément quelque chose de grave que Réglisse maintient sous silence.

Harold, le lapin, prend le taureau par les cornes !

Réglisse subit, mais il se tait !

Va-t-il finir par réussir à se libérer de ses peurs, à parler de ses souffrances et à dénoncer spontanément son bourreau ? Et ce, avant d'avoir atteint la limite du supportable ?

Ou bien continuer de s'enfermer dans le silence et voir des pensées suicidaires traverser son esprit ?

Harold se doit de prendre le taureau par les cornes, de venir en aide à son ami, Réglisse. Tout ceci n'a que trop duré !

Il a sa petite idée de qui est derrière tout cela, mais il est loin d'imaginer son niveau de cruauté, lui qui ne ferait pas de mal à une mouche.

Le lapin hésite, puis décidé, il se lance dans une discussion avec l'ânon.

C'est à l'ombre d'un platane qu'ils échangent, en parlant de tout et de rien, dans un premier temps. Commencer par mettre en confiance Réglisse est indispensable.

Foncer tête baissée et lui poser d'emblée des questions sur la raison de ses souffrances ne pourraient que le braquer et risquer de l'enfermer, à triple tour, dans son terrible secret, bien gardé jusque-là.

Harold sait qu'il devra faire preuve de tact et de patience. Ce premier échange servira, au moins, à entrouvrir une porte, à mesurer l'intention ou pas de Réglisse, de tout dévoiler ou de continuer de se taire.

Très vite, le lapin se rend compte que l'ânon n'a guère l'intention de se confier sur les sévices dont il est inlassablement victime et encore moins de dénoncer son bourreau.

C'est la loi du silence qu'il est tenu de respecter avec Brutus. Rompre cette loi serait pour Réglisse s'exposer à une vengeance terrible.

Leur échange s'achève, Harold a été généreux en signes et en mots de réconfort. La souffrance, psychologique et physique, il faut au moins tenter de l'apaiser, lorsqu'on n'a pas la possibilité de la faire disparaître.

Le lapin n'a cependant pas dit son dernier mot, bien qu'il ignore comment il réagira au moment où il sera mis au courant des faits et de leur déroulement, où il connaîtra qui en est l'auteur.

Un véritable cas de conscience pour Harold qui ne devrait pas en être un, car les règles s'appliquent tous et par conséquent les sanctions, en cas de non-respect.

Ne pas dénoncer Brutus expose Réglisse au pire. Il espère cependant, au fond de lui-même, que son bourreau sera pris en flagrant délit de maltraitance, un jour. Ce jour qui n'est vraiment pas pour demain, tant le dindonneau est lâche et rusé.

Brutus ne lâche pas sa proie. Réglisse n'en peut plus, sa vie est en danger et il accumule les mauvaises notes. Olga, la maîtresse, très inquiète, convoque ses parents.

L'ânon subit, de leur part, un véritable interrogatoire. Se sentant obligé de mentir, il invente que certaines activités de l'école, lors des récréations, ont pour but de tester les capacités de réaction et de défense des élèves. Ainsi, des batailles sont organisées, sombrant parfois dans la violence. Violence dont personne ne se plaint ou qu'à de très rares exceptions.

Et comme Réglisse maquille, avec de la terre, de la paille, les blessures dont il est victime, Olga ne dispose pas de preuves qui puissent l'alerter sur ce qui se passe vraiment, dans les recoins de la cour de récréation. D'autant plus qu'aucun élève n'est venu, jusque-là, la voir, en pleurs.

C'est un drame dans l'ombre, avec bon nombre d'yeux éborgnés et d'oreilles sourdes autour de lui, que Réglisse vit au quotidien, à l'exception des week-ends, ses seuls moments de répit.

Harold revient à la charge à plusieurs reprises, toujours avec du tact, mais avec de moins en moins de patience. Il tient à savoir, car il a l'intime conviction que son ami lui cache quelque chose. Et il veut comprendre pourquoi il se comporte ainsi.

Sa colère monte, son impuissance aussi. Difficile de faire avouer quelqu'un, habité par une peur qui lui noue l'estomac.

Une question de persévérance et de temps ?

Certainement !

Mais dans ce cas précis, le temps est loin d'être, comme pour le vin, une source de bonification. Plus il s'écoule, plus Réglisse risque d'y laisser sa santé, et même sa vie.

Brutus est sur ses gardes. Il n'a pas le droit à l'erreur et doit ni être vu ni sévir, ailleurs que dans les recoins de la cour de récréation.

Quand va-t-il se raisonner et enfermer sa cruauté à double tour ?

Peut-être jamais ou tout du moins, pas lui tout seul.

C'est un véritable calvaire que vivent les victimes dans de telles situations, en même temps qu'un sérieux dilemme.

Dire qu'on arrive à trouver des excuses à leurs bourreaux, en cherchant des poux à ceux qu'ils martyrisent.

Quelle hypocrisie, par exemple, que celle d'affirmer que, si certaines jeunes filles se font violer, c'est qu'elles y sont pour quelque chose !!!

Et si Harold prenait une nouvelle fois le taureau par les cornes et tendait un piège à celui qu'il pense être, à juste titre, le monstre que Réglisse craint de toutes ses tripes ?

Avec ou sans la complicité de Réglisse ?

Ce sera sans elle. Le lapin s'est épuisé à tenter de faire parler son ami et il pense qu'insister plus encore l'éloignerait de son objectif.

Le jour J arrive, mais la pluie bouleverse ses plans. Pas de récréation, la météo est trop mauvaise.

Il remet son projet à plus tard et décide de ne pas cesser d'épier les va-et-vient de Brutus, mais aussi de Réglisse, parce qu'il ne sait pas qui attire l'autre finalement.

Harold repère le recoin, celui de la plupart des sévices. Il se demande comment Réglisse continue de s'y rendre, mais se ravise aussitôt. Il faut bien que l'ânon se soulage de ses urines et de ses crottes.

Le beau temps revient et le piège va enfin pouvoir se mettre en place.

Le lapin hésite entre y aller seul ou y amener des témoins, parmi ses camarades. Il finit par décider d'y aller seul. Dommage, parce que plus il y a de témoignages semblables, plus il est aisé d'établir la vérité.

Autre aspect qu'Harold devra vite assimiler. Pour qu'il y ait harcèlement, il est nécessaire de prouver qu'il ne s'agit pas d'agissements isolés, mais répétés, même s'ils peuvent être différents les uns par rapport aux autres.

Réglisse est en train de subir un énième supplice, sous les ordres de son bourreau. Cette fois, Brutus l'oblige à se coucher, puis le couvre de coups de bec ainsi que de griffures. La scène est interminable. L'ânon n'en peut plus de gémir. Le sang monte à la tête d'Harold, mais il ne peut ni intervenir ni filmer ce qui se déroule sous ses yeux, les smartphones sont interdits à l'école.

Le lapin devra être cru, sur parole, sur ce dont il a été le témoin. La torture de son ami s'achève. Harold quitte l'endroit, sans être vu.

De piège, il n'en a finalement guère été question cette fois-ci. Ce à quoi il a assisté, n'est-il pas devenu un rituel ?

Il faut qu'Harold parvienne à faire sortir Brutus du recoin et à lui faire commettre l'irréparable, sous les yeux de tous. Après tout, nul n'est infaillible, même pas le bourreau le plus rusé qu'il soit.

Pour prendre sur le vif le dindonneau, il a besoin de l'aide de quelqu'un autre, précisément de Cannelle, la gentille brebis, qui connaît bien le complice de Brutus, Hubert, le porcelet.

Le piège est prêt à être tendu. Le sosie de Réglisse, Jupiter, va servir de cobaye. En revanche, cette fois-ci, les choses ne vont pas se passer comme d'habitude pour Brutus. Jupiter se laisse d'abord faire, puis n'attend pas une minute de plus pour avertir son tortionnaire qu'il va le dénoncer.

Brutus n'a fait que croiser Jupiter jusqu'à présent. Le dindonneau ignore donc la capacité de ce dernier à mettre à exécution ses menaces.

Le but, recherché par le lapin, est que la peur s'empare du bourreau, le poussant ainsi à dire lui-même la vérité à Olga, l'institutrice. Ainsi, nul n'aura à craindre des représailles.

Mais Brutus est un dur à cuire, il ne se laisse pas intimider comme cela. Il lui faudrait, en quelque sorte, un interrogatoire musclé, en mode inspecteur de police, pour lâcher le morceau, tel qu'on le dit dans le langage populaire ou du métier.

Le piège échoue, Harold est désemparé, mais il est de ces battants qui ne renoncent jamais. Et bien plus, il a un sens prononcé de l'amitié et de la loyauté ; de belles valeurs qui se perdent dans une société individualiste au possible.

Quelle tournure va prendre la prise du taureau par les cornes d'Harold ?

Va-t-il flanquer une raclée au dindonneau, pour l'inciter à ne plus recommencer ?

Ce n'est point la solution, car Brutus deviendrait à son tour une victime, ce qui l'arrangerait.

Non, il lui faut être plus subtil que cela. Cannelle, mise au courant par Hubert qui vendrait son âme au diable, va informer Harold que les parents de Brutus l'ont menacé d'aller en pension, s'il n'améliorait pas sérieusement ses notes.

C'est donc dans la classe que le nouveau piège va s'opérer. Le lapin convainc le porcelet, installé à côté du dindonneau, de souffler de fausses informations à son voisin, copieur de première, comme le sont assez souvent les mauvais élèves, les élèves paresseux.

Le plan fonctionne au-delà des espérances, les notes de Brutus s'enfoncent dans les profondeurs. Ses parents sont convoqués et le menacent de nouveau d'aller à l'internat.

Le dindonneau, qui n'est pas né de la pluie d'hier, flaire le piège à plein bec. Il se met en colère contre son complice, cherchant ainsi à l'intimider et à le dissuader.

Quand les complices d'un harceleur commencent à avoir peur, les jours de ce dernier, à user de toute sa méchanceté, sont vraiment comptés.

Mais le bougre a plus d'un tour dans son plumage et échappe de nouveau à la punition qu'il mérite.

Malade mental, Brutus n'interrompt pas ses sévices. Réglisse est conduit aux urgences vétérinaires. L'ânon est dans l'obligation de sortir du silence et de dire la vérité à Olga, à son père ainsi qu'à sa mère, à son chevet.

Harold a tout essayé, sans parvenir à atteindre son but. Seulement, cela aurait-il pu en être autrement ?

Quand une victime s'interdit de dénoncer son bourreau, les possibilités d'action sont limitées.

Que va faire Olga ?

La maîtresse sait que les parents de Réglisse sont au courant et qu'ils se reposent désormais sur elle afin que Brutus soit sévèrement puni, pour les barbaries qu'il a commises.

Adopter la position de l'autruche et enterrer sa tête sans le sable ou bien agir, par tous les moyens à sa disposition, pour que justice soit rendue et bien rendue ?

Olga décide de mener sa propre enquête !

Réglisse a enfin parlé, mais n'a pas tout dit. Ainsi, il n'est guère libéré de ses angoisses et redoute toujours des représailles. Il sait aussi que les parents de Brutus ont de l'influence et qu'ils peuvent s'autoriser à faire ce que beaucoup ne peuvent pas ou n'osent pas faire.

L'institutrice est hésitante. Elle n'a pas assez d'éléments à sa disposition, pour faire remonter à sa hiérarchie les agissements du dindonneau harceleur. Olga craint également de voir les parents de Brutus se retourner contre elle, n'ayant aucune idée de leur bonne ou mauvaise foi, même si elle a pu cependant constater leur fermeté envers leur fils.

Mais entre réprimander son enfant pour ses mauvais résultats à l'école et accepter d'être la risée de tous, parce qu'il est un harceleur, menteur et cruel, donc forcément mal éduqué, il y a matière à réflexion.

Les personnes influentes sont très attachées à leur image. Elle est une raison d'exister et de durer pour elles.

L'autruche décide donc d'essayer d'approfondir certains points et ainsi de mener sa propre enquête.

Une mission particulièrement délicate, parce que la maîtresse ne peut pas mettre tous les élèves dans la confidence et encore moins de dire qui est le coupable.

En le faisant, elle risquerait d'engendrer un climat de peur et de délation qui nuirait à la bonne ambiance de la classe, chacun suspectant l'autre.

Olga va donc attendre que Réglisse aille mieux, pour tenter d'en savoir plus sur le problème grave dont elle est à présent saisie, et ce, en tant que représentante d'une institution, très regardée par tous, à savoir l'école primaire.

L'ânon, va-t-il se montrer plus bavard, plus coopératif ?

C'est une arme à double tranchant pour lui. Soit, il agit dans le sens d'une punition exemplaire à l'égard de Brutus, avec ce danger évident de représailles, par ses parents ou par les deux ; soit, il n'en dit pas plus et s'expose de manière quasi-certaine à de nouveaux sévices corporels et psychiques.

Il est rare que les harceleurs cessent d'eux-mêmes leurs méfaits. Ce sont des malades mentaux, dans le déni, qui ne peuvent se soigner que s'ils y sont contraints.

Tant pis, Olga, consciente de ce qui précède, va aller plus loin et questionner Réglisse, avec beaucoup de tact.

L'ânon va beaucoup mieux. Il part en convalescence dans un haras qui abrite d'anciens chevaux de course, afin de leur réserver la meilleure fin de vie.

L'endroit est vraiment idéal pour qu'un climat de confiance et propice aux confidences s'installe entre Réglisse et l'institutrice, d'autant que cette dernière ne vient pas avec sa casquette d'enseignante, mais avec celle d'une mère improvisée.

Olga ne prépare pas de questions. Rien de mieux que la spontanéité pour donner l'envie de se confier, de lever le voile sur un secret, gardé par la crainte.

Et ça fonctionne !

L'ânon lui raconte tout, du premier supplice infligé par Brutus jusqu'au dernier. Elle est enchantée, il a su vaincre ses peurs. Le processus est enclenché, le dindonneau va y laisser des plumes.

Au fil de leur échange, l'autruche s'émeut de ce que l'un de ses meilleurs élèves a pu endurer. Elle s'en veut, car cela s'est passé dans l'enceinte même de l'école, où elle enseigne.

Réglisse passe toutefois par des moments où pas un seul mot n'arrive à sortir de sa bouche, tant il est submergé par ses émotions, mais aussi par le doute.

Ne commet-il pas une regrettable erreur, en donnant de la matière à Olga afin que Brutus soit obligé d'avouer et de promettre de ne plus recommencer ?

La maîtresse et son élève se quittent en se promettant de se revoir. Il n'est nullement question qu'elle agisse sans impliquer celui qui aura eu le courage de dénoncer la cause de ses souffrances.

La lutte contre le harcèlement n'est pas l'affaire de personnes isolées. Elle doit être la préoccupation solidaire de tous. Plus il y aura de dénonciations et de sanctions appropriées, plus les victimes libéreront leur parole.

Combien de victimes renoncent à engager des actions en justice, sachant que dans la majorité des cas, leurs plaintes seront classées sans suite !

La convalescence de Réglisse, parmi les braves équidés, prend fin. Elle a été un bol d'air vivifiant et rassurant pour lui. Ainsi, l'ânon, au pelage tacheté de noir, ne craint plus son retour en classe. Il est convaincu que l'institutrice ne cédera rien et accélérera même ses actions auprès de sa hiérarchie, si Brutus poursuivait ses sévices.

Le dindonneau a été mis au courant du passage de Réglisse aux urgences vétérinaires, mais cela n'a pas éveillé le moindre remord en lui. Au contraire, il a éprouvé un certain plaisir d'en être arrivé jusque-là.

Il ne se doute pas que l'ânon s'est confié à Olga, tout en restant sur ses gardes.

Ainsi, il laisse tranquille Réglisse, sans pour autant renoncer à sa barbarie maladive. C'est un autre souffre-douleur qu'il va trouver, hors de l'enceinte de l'école cette fois.

Olaf, le canardeau, va en faire les frais. Brutus va souiller ses aliments, pour qu'il tombe malade.

Depuis un bon moment, il l'a dans son viseur. L'occasion de passer à l'action, c'est la mère du canardeau qui la lui donne. Elle a eu le malheur de le courser, alors qu'il s'était servi dans le hangar où elle stockait ce qu'elle avait pu collecter çà et là, pour nourrir et faire plaisir à ses petits.

Mais Olaf, à son tour, ne raconte rien de ce qu'il subit. Lui aussi craint des représailles.

Les témoins, pour la plupart, ont tendance à se volatiliser. Olga ne dispose toujours pas d'assez de preuves pour inciter ses supérieurs à entamer une procédure de sanctions à l'encontre de Brutus.

Cependant, elle ne baisse pas les bras. Son idée est d'obtenir la condamnation du dindonneau à des travaux d'intérêt général. Travaux qu'il accomplira dans différentes fermes, en y séjournant pas longtemps. Le but est de ne pas lui donner la possibilité de repérer de nouvelles proies. En parallèle, Brutus sera suivi par un psychologue et si besoin par un psychiatre.

Il est trop atteint mentalement, pour parvenir à un compromis avec lui, en présence de ses parents.

Le dindonneau ronge son frein. La victime de sa cruauté est et restera toujours Réglisse. Tout du moins, c'est ce qu'il s'efforce de croire. Il revient à la charge, dans le recoin de la cour de récréation. L'ânon, qui pensait être enfin à l'abri du petit monstre, se trouve de nouveau confronté à lui.

Mais là, il n'est pas question pour lui de garder le silence. Il en informe l'institutrice !

Le sang ne fait qu'un tour dans la tête d'Olga. Elle ajoute cet énième sale coup de Brutus au dossier qu'elle constitue à l'attention de sa haute hiérarchie.

Puis, elle le transmet, en espérant qu'une suite favorable y sera donnée. Si elle avait pu décider elle-même de la sanction, elle n'aurait pas hésité une seconde.

L'expérience montre que plus l'on monte dans la hiérarchie, plus les délais d'instruction sont longs et plus les risques de voir les dossiers s'égarer sont importants.

Les problèmes graves, comme le harcèlement à l'école, devraient être traités et solutionnés au niveau local, avec plus de pouvoirs donnés aux instituteurs pour lancer eux-mêmes, en prévenant les parents, les actions utiles ; seuls ou accompagnés de médiateurs.

Par ailleurs, pourquoi faut-il systématiquement passer par des plaintes pour obtenir réparation des préjudices causés, alors que la plupart d'entre elles sont classées sans suite ?

Tout ce qui touche à la santé psychologique n'est pas traité de la meilleure des façons, même si des associations accomplissent un travail de prévention et d'accompagnement remarquable, sur le terrain.

La hiérarchie d'Olga, à la lecture de la gravité et de la répétition des faits, suit sans réserve la demande de l'institutrice. Elle décide d'actionner la justice et de porter plainte.

Ceci est tout à son honneur, car elle n'a pas été intimidée par le cercle de gens influents que les parents de Brutus ont constitué autour d'eux.

La justice s'empare du dossier. Les parents du dindonneau font appel à l'avocat de la famille, un ténor du barreau, qui a défendu des criminels. Ceux de Réglisse font avec les moyens du bord, car ils ne peuvent pas se permettre d'obtenir l'aide d'un avocat choisi par eux, faute d'argent. Ils s'appuieront donc sur celui qui sera désigné d'office.

L'audience a lieu. Les faits sont exposés et la plaidoirie des avocats intervient.

Chacun se doit d'être défendu, mais comment peut-on trouver des circonstances atténuantes à ce petit monstre qu'est Brutus ?

Réglisse et ses parents sont choqués par les mots qu'ils entendent, en provenance de la partie adverse. Mais c'est le jeu de la justice, se disent-ils, plus désarçonnés que découragés.

Olga, venue auprès d'eux pendant la pause, leur apporte tout le soutien nécessaire. Elle veut que la sanction à l'encontre de Brutus soit exemplaire. Hors de question que le harcèlement devienne coutumier dans son école. Hors de question, aussi, qu'elle soit dans l'obligation d'accepter que le dindonneau retourne dans sa classe.

Le jugement est rendu. De par son jeune âge, Brutus échappe à l'enfermement. Il est condamné à des travaux d'intérêt général. Ses parents auront à payer une forte amende et l'obligation de l'inscrire dans une autre école. Enfin, le dindonneau devra suivre une thérapie, adaptée à ses troubles mentaux.

Les géniteurs de Brutus ne font pas appel du jugement rendu. Ils n'ont pas envie d'être considérés comme des partisans, voire des complices, du harcèlement à l'école. Cela pourrait considérablement réduire la taille de leur cercle d'influence.

Olga, sa hiérarchie, Réglisse, Harold, Sonia, les parents, sont soulagés. Sa classe, et plus largement l'école, vont pouvoir retrouver une tranquillité certaine. La justice a bien fait son travail.

La sanction de Brutus est exécutée rapidement. Ainsi, elle produit tout son effet.

Des fermes sont désignées. Le dindonneau devra impérativement s'y rendre et accomplir une série de tâches, consignées dans le jugement qui a été rendu.

Sa thérapie démarre au plus tôt. Désormais entre les mains expertes d'un psychologue, Brutus est mis sur la voie d'une guérison probable, car nul ne peut présager d'un résultat efficace et durable, lorsqu'il s'agit de problèmes mentaux.

La classe reprend !

Tous les élèves fêtent le succès de Réglisse, de ses parents, de l'institutrice et de ses supérieurs. Chacun se fait la promesse de ne jamais passer sous silence toute forme de harcèlement et de souffrances physiques infligées à des élèves, dans l'enceinte de l'école, mais également sur le chemin pour s'y rendre.

Réglisse va lui aussi faire l'objet d'un suivi thérapeutique, afin de l'aider à vaincre ses peurs, ses angoisses, mais aussi à se reconstruire, aussi jeune soit-il.

Les sévices qu'il a subis lui ont laissé des traces et ne rien faire serait lui faire prendre le risque d'être exposé de nouveau au harcèlement, voire au narcissisme et à la perversité, à l'âge adulte.

Il existe, à n'en pas douter, un terrain propice au harcèlement à l'école. En prédateur qu'il est, l'élève harceleur s'attaque assez souvent à des proies sensibles, résilientes, généreuses, authentiques, studieuses et courageuses.

Morale

« *Réglisse, l'ânon harcelé !* », avec les animaux de la ferme pour personnages, est le témoignage vivant et représentatif de ce que des élèves, victimes de harcèlement, endurent au sein même de l'école, depuis des décennies.

Et le meilleur moyen de lutter contre commence par oser en parler.

En murant le harcèlement dans le silence, on l'encourage !

Libérer la parole est donc indispensable, comme Réglisse a fini par être contraint de le faire, sous le poids des événements et sous l'impulsion de ceux qui, autour de lui, lui voulaient du bien.

Ceci passe par la maîtrise des réactions à ses émotions, dont ses peurs, ses craintes. Les harceleurs jouent beaucoup dessus pour intimider leurs victimes et ainsi sévir à l'abri de toute dénonciation, y compris par des témoins.

Le harcèlement, en tout lieu et sous toutes ses formes, n'est-il pas un secret à haute voix ? Tout le monde le sait, mais personne ou presque n'en parle !

Il faut, cependant, faire confiance aux dispositifs de prévention, de protection et d'accompagnement, en place, pour prendre les sanctions appropriées, évitant ainsi la récidive ou la propagation, par mimétisme ou pas.

Par ailleurs, nul ne peut affirmer ou infirmer que quelqu'un qui harcèle, durant son enfance ou son adolescence, continuera de le faire à l'âge adulte.

En revanche, les victimes parmi les jeunes, en particulier celles qui n'osent pas dénoncer leurs bourreaux, peuvent être de nouveau harcelées, dans le monde sans concession des adultes.

Plus tôt, elles entameront un suivi psychologique, plus vite elles guériront de leurs souffrances, de leurs blessures.

Réglisse et ses compagnons sont heureux d'avoir partagé avec vous leur vécu, pour qu'il ne soit jamais le vôtre, et ce, à tout âge et où que vous soyez.

À propos de l'auteur

Natif de ce beau pays qu'est le Maroc, depuis ma petite enfance, les comportements n'ont pas manqué d'éveiller ma curiosité ; ceux-ci étant, de mon point de vue, de justes révélateurs de la personnalité.

Sensible et persévérant, j'ai beaucoup appris de la vie à travers ma relation avec les autres. Toutefois, je me suis oublié, pendant de longues années, avant d'accomplir la retraite, introspective et spirituelle, qui m'a permis de remédier, en particulier, à un sérieux manque d'assurance et d'attentions à mon égard.

Échanger avec des personnes, connues ou rencontrées par hasard, m'a aidé à porter un regard différent sur le monde dans lequel je vis. Plusieurs d'entre elles ont apprécié mon altruisme et la façon dont il se manifestait, par le biais de chroniques ou de citations publiées sur les réseaux sociaux. Certaines m'ont suggéré d'écrire un livre, ce que j'ai fait avec beaucoup d'émotion et d'application.

Ainsi est né mon premier livre *« La culture du Client »,* fruit de quarante années consacrées à la satisfaction du Client, mais aussi à organiser, à diriger, à redresser, en tant que salarié ou consultant, tout type de structure, en France et à l'international.

D'autres ont suivi. Des essais, des contes, des romans, des recueils ; résultats d'une écriture spontanée où les mots s'alignent, dictés par mon cœur et par la richesse de mon parcours. Auteur libre et engagé, je dis ce que je pense et pense ce que je dis.

Belle découverte de mes ouvrages. N'hésitez pas à laisser un avis à l'issue de vos lectures, il est précieux.

www.ingramcontent.com/pod-product-compliance
Lightning Source LLC
Chambersburg PA
CBHW070521220526
45467CB00002B/785